AF342985

Docteur E.-A. JEANNOTTE

LE
Bacille Pseudo-Diphtérique

TOULOUSE

Ch. DIRION, Libraire-Editeur

22, Rue de Metz, 22

1921

Docteur E.-A. JEANNOTTE

LE

Bacille Pseudo-Diphtérique

TOULOUSE

Ch. DIRION, Libraire-Editeur

22, Rue de Metz, 22

1921

A MON PRÉSIDENT DE THÈSE

Monsieur le Professeur Ch. MOREL

Chevalier de la Légion d'honneur

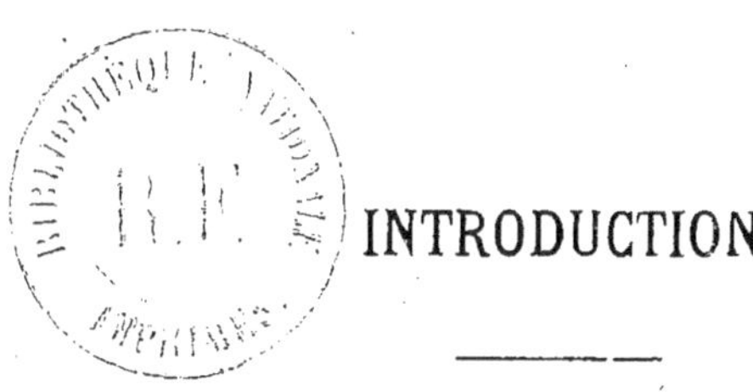

INTRODUCTION

Dans un mémoire paru en 1884, Löffler annonçait qu'il avait pu obtenir des cultures du bacille de la diphtérie, bacille que Klebs avait aperçu l'année d'auparavant à l'examen microscopique des fausses membranes.

Cependant Löffler ne voulait pas affirmer d'une manière absolue la spécificité de cette bactérie parce que les cobayes qui n'avaient pas succombé par l'inoculation de ses cultures, ne présentaient pas ultérieurement de paralysie, et aussi parce que dans certains cas d'angines pseudo-membraneuse il n'avait pas isolé ce micro-organisme et, enfin, surtout, parce qu'il avait trouvé dans la bouche d'un enfant sain, ne présentant aucune manifestation morbide, un bacille tout à fait identique à celui qu'il avait isolé dans les angines diphtériques.

Plus tard, le 26 avril 1887, dans une seconde communication, Löffler annonce qu'il vient de reconnaître la présence du bacille dans dix nouveaux cas de diphtérie, mais conformément à ses premières observations, il rapporte qu'à côté du bacille de Klebs,

il existe souvent dans les fausses membranes un microbe ne différant du bacille de la diphtérie que par
son manque de virulence : ses cultures inoculées aux
animaux ne déterminent aucune manifestation morbide.

Von Hoffmann, en 1888, trouve aussi dans les fausses
membranes un bacille ressemblant au bacille de Klebs,
mais dépourvu de tout pouvoir pathogène. Ses cultures inoculées aux cobayes ne tuent pas l'animal et ne
déterminent aucune des lésions spécifiques qui suivent l'inoculation du bacille de Klebs. Et, comme
Löffler, Hoffmann ne veut pas affirmer que le bacille
de Klebs soit l'agent pathogène de la diphtérie, sa
virulence étant trop variable pour admettre sa spécificité.

Les recherches de Roux et Yersin devaient mettre
fin à ces incertitudes :

Roux et Yersin montrent que le bacille de la
diphtérie sécrète dans ses milieux de culture une
toxine, un poison extrêmement actif. C'est cette toxine
qui détermine les altérations splanchniques et les
symptômes morbides caractéristiques de l'affection,
qui jusqu'alors restaient difficilement explicables, le
bacille de Klebs ne se trouvant jamais dans les milieux
intérieurs, et étant toujours strictement localisé dans
la couche la plus superficielle des fausses membranes.
Avec cette toxine, Roux et Yersin déterminent d'ailleurs chez les animaux des paralysies, dont la marche
et les expressions symptomatiques sont très analogues

à celles qu'on observe chez l'homme, après la guérison des angines diphtériques.

Comme Löffler et comme Hoffmann, Roux et Yersin isolent chez des sujets atteints de diphtérie et
chez des personnes complètement saines, un bacille
rappelant par ses caractères morphologiques ainsi que
par les caractères de ses cultures le microbe de la
diphtérie, mais ne donnant pas de toxine sur les milieux liquides, et dépourvu de toute virulence, ils le
désignent sous le nom de bacille pseudo-diphtérique.

Roux et Yersin tendent à admettre que le bacille
pseudo-diphtérique est une forme atténuée du bacille
de Klebs; car, disent-ils, « la nature nous présente
tous les intermédiaires entre le bacille diphtérique
vrai et le pseudo-diphtérique; les relations qui existent
entre eux sont très probablement du même ordre que
celles qui existent entre la bactéridie virulente et la
bactéridie très atténuée. Nous disons : très probablement, car pour fournir une démonstration sans répli-
que, il faudrait produire artificiellement le bacille
pseudo-diphtérique en partant du bacille diphtérique
vrai ou inversement le diphtérique vrai en partant du
pseudo-diphtérique. Si on réalisait ces deux preuves,
on aurait montré jusqu'à l'évidence que les deux microbes sont une même espèce. »

Roux et Yersin étudient les caractères du bacille
pseudo-diphtérique. Ils montrent qu'on le trouve souvent chez les personnes saines. C'est ainsi par exemple qu'ils ont ensemencé « le mucus pris dans la
bouche de cinquante-neuf enfants d'un village très

salubre, situé sur les bords de la mer, et où, depuis longtemps aucun cas de diphtérie n'avait été relevé. Vingt-six fois le bacille pseudo-diphtérique était présent dans la bouche de ces petits écoliers. »

Et Roux et Yersin ajoutent :

« Tous les faits que nous avons rapportés nous donnent-ils quelques éclaircissements sur la question qui nous occupe? Peut-on en conclure qu'il y a une relation entre les deux bacilles? D'une part, la présence du bacille pseudo-diphtérique dans la bouche de personnes saines et de celles qui ont des angines manifestement non diphtériques, semble éloigner toute idée de parenté entre eux. D'autre part, si on considère que le bacille non virulent est très rare dans les diphtéries mortelles, qu'il est plus abondant dans les diphtéries bénignes, qu'il devient plus commun à mesure que les diphtéries sévères marchent vers la guérison, et qu'enfin il y en a bien plus chez ceux qui viennent d'avoir la diphtérie que chez les personnes saines, on acceptera difficilement l'idée que ces deux microbes sont absolument étrangers l'un à l'autre. Les différences morphologiques que l'on a relevées entre eux sont si faibles qu'elles ne prouvent rien. Ces organismes ne peuvent être distingués que par leur action sur les animaux, mais la différence de virulence ne comporte nullement la différence d'origine. Au point de vue de la forme, de l'aspect des cultures, le bacille diphtérique et le bacille pseudo-diphtérique diffèrent moins entre eux que le charbon virulent et le charbon très atténué, qui viennent cependant d'une même souche. »

Ainsi dès le début des études bactériologiques sur la nature des angines pseudo-membraneuses, la question de l'unicité et de la dualité du bacille diphtérique est très nettement posée, mais elle reste incertaine.

Au point de vue du diagnostic de la diphtérie ces incertitudes ne parurent pas d'abord créer de grandes difficultés. Il n'y a, en effet, aucune comparaison à établir entre les tubes ensemencés avec les fausses membranes diphtériques, et ceux ensemencés avec l'enduit des angines non diphtériques : sur les premiers on voit d'habitude un grand nombre de colonies spécifiques tandis que les autres n'en contiennent pas, ou en contiennent seulement quelques-unes, lorsque le bacille pseudo-diphtérique est présent sur la muqueuse, et on admet que dans tous les cas où il y a un nombre notable de colonies, on pourra conclure à la diphtérie avant même de connaître le résultat de l'inoculation aux animaux.

La notion que les contagions étaient déterminées dans la plupart des cas par des porteurs de germes, et que c'était contre eux que devait être surtout dirigée l'action sanitaire devait, au contraire, donner une importance primordiale à la question de l'unicité ou de la dualité de ces bactéries. Souvent, en effet, l'ensemencement sur sérum du mucus rhino-pharyngé d'un convalescent de diphtérie, ou des personnes de l'entourage d'un malade atteint d'angine pseudo-

membraneuse, ne donne que des colonies extrêmement discrètes parfois même qu'une seule colonie d'un
bacille ressemblant au bacille de Klebs; le pro-
blème se pose tout aussitôt de savoir si le porteur
doit être considéré comme un suspect et traité comme
tel, et la solution envisagée sera très différente suivant qu'on admettra que le bacille pseudo-diphtérique et le bacille de Klebs-Löffler ne sont qu'un seul
et même germe ou, au contraire, qu'on pensera qu'il
s'agit de deux espèces différentes.

C'est cette question que nous avons choisie comme
travail inaugural. En deux chapitres distincts nous
résumerons l'une et l'autre des deux doctrines, puis
dans une dernière partie, concluant à la dualité des
germes, nous rappellerons les procédés techniques
permettant de les reconnaître et de les différencier.

I

Doctrine uniciste

La doctrine de l'unicité fut adoptée en France par
la plupart des bactériologistes après les premières recherches de Roux et Yersin, en particulier par Martin, Lesieur et Sacquepée.

Comme Roux et Yersin, ces auteurs considèrent,
en effet, que les bacilles pseudo-diphtériques ne diffèrent pas du baci'le de Klebs-Löffler : ils en ont, en
effet, l'aspect morphologique et présentent des caractères identiques dans leurs cultures et dans leurs réactions biologiques.

RECHERCHES DE LESIEUR.

Lesieur (1), dans une thèse très remarquable, étudie les caractères différenciels du bacille diphtérique
et du bacille de Hoffmann, et affirme que « le grand
nombre des procédés recommandés pour différencier
le bacille diphtérique vrai des bacilles dits « pseudo-
« diphtériques » constitue, jusqu'à un certain point,
un argument de présomption contre la valeur scientifique de ces procédés, en faveur de l'identité des
deux bacilles par conséquent. De fait, comme le re-

màrque Lesieur, chacun des auteurs, qui présentent un nouveau signe distinctif entre ces deux espèces microbiennes, le recommande comme absolument et exclusivement caractéristique, infirmant par là même les conclusions de ses prédécesseurs, jusqu'à ce que ses propres travaux soient à leur tour controuvés par les recherches qui le suivront.

De là, les nombreuses divergences au sujet des « pseudo-diphtériques » certains donnant ce nom à tout bacille possédant telle qualité, qui pour d'autres sera sans aucune importance. »

Pendant deux ans Lesieur fit une étude comparative de soixante-dix échantillons de bacilles diphtériques ou pseudo-diphtériques isolés des cas suivants :

38 diphtéries cliniques; 19 angines, laryngites ou coryzas, de nature cliniquement indécise;

13 gorges ou fosses nasales absolument saines.

Sur ces 70 échantillons, 40 se sont montrés virulents pour le cobaye aux doses ordinaires et sont par conséquent de vrais bacilles de Klebs-Löffler : 30 provenant de diphtéries, 9 de cas douteux, 1 de muqueuse normale.

Les 30 autres étant dénués de virulence aux doses habituelles, doivent être considérés, au moins provisoirement, comme des bacilles « pseudo-diphtériques » : 8 proviennent d'angines diphtéroïdes, 10 de cas douteux, 12 de cavités saines.

C'est en comparant entre eux ces 70 échantillons que l'auteur a discuté la valeur des procédés usuels de diagnose de ces bacilles.

Morphologie. — Dans le but d'élucider l'importante question de rapport entre la morphologie et la virulence, Lesieur a déterminé, sur ces 70 bacilles, quelle était la proportion de bacilles longs et enchevêtrés, de bacilles moyens, de bacilles courts et parallèles.

Les 40 bacilles virulents, donc de Klebs-Löffler, se répartissent ainsi :

22 bacilles longs,
10 — moyens,
8 — courts.

Les 30 bacilles non virulents, donc de Hoffmann, comprennent :

4 bacilles longs,
3 — moyens,
23 — courts.

Retenons surtout les chiffres de 22 formes longues sur 40 bacilles diphtériques et de 23 formes courtes sur 30 « pseudo-diphtériques », permettant de dresser le tableau suivant :

Formes longues :
Bacille Klebs-Löffler .... 33 %.
Bacille d'Hoffmann .... 13,333 %.

Formes courtes :
Bacille Klebs-Löffler .... 20 %.
Bacille d'Hoffmann .... 76,666 %.

Bref, les bacilles virulents affectent un peu plus souvent la forme longue, les bacilles inactifs sont

généralement courts, mais il existe un bon nombre
de bacilles courts virulents, et quelques bacilles longs
non virulents. ·

Aucune règle absolue ne peut donc être posée au
nom de la morphologie, même avec une grande habitude de cette sorte d'examen.

Réaction d'Ernst-Neisser. — En 1897, Max-Neisser
proposa pour la diagnose du bacille diphtérique, une
méthode de double coloration dont voici la technique :

On colore, durant deux secondes, un frottis de colonies développées sur sérum solidifié en 15 ou
20 heures, à 35 ou 37° cent, avec la solution hydro-
alcoolique de bleu de méthylène acide, dont voici la
formule :

Bleu de méthylène	0,1	centigr.
Alcool à 96	2	grammes.
Acide acétique glacial	5	«
Eau distillée	93	«

On lave, puis on fait une deuxième coloration pendant trois à cinq secondes avec une solution aqueuse
de vésuvine à 2 %. Le bacille diphtérique présente
alors à chacune de ses extrémités, et parfois en son
milieu, une granulation colorée en bleu. Tout bacille
dépourvu de granulation doit être considéré comme
étant différent de celui de Klebs-Löffler.

Sur les 40 bacilles de Klebs-Löffler de Lesieur; 32

seulement ont présenté des granulations et parmi les
3o bacilles d'Hoffmann, 8 en présentaient d'aussi net-
tes et d'aussi constantes.

Cultures en milieux tournesolés. — Les bacilles de
Klebs-Löffler acidifient les bouillons dans lesquels on
les cultive en raison inverse de leur activité toxigène.
C'est là un fait signalé déjà par Roux et Yersin et
précisé depuis par Cobbett et par Martin. Or. d'après
Escherich, le bacille d'Hoffmann n'acidifierait pas ou
acidifierait beaucoup plus lentement. D'où, l'emploi
de milieux lactosés tournesolés (agar ou bouillon) ou
glucosés tournesolés (Cobbett), dans lesquels l'acidifi-
cation est marquée par le virage au rouge de la teinture violette de tournesol; au bout de 24 à 48 heures
d'étuve, la présence de la coloration rouge permettrait,
d'après Escherich, de reconnaître le bacille de la diphtérie, le bacille d'Hoffmann n'acidifiant pas les milieux.

La valeur de ce procédé a été confirmée par un certain nombre d'auteurs, parmi lesquels Cobbett, Shabad, etc.

Quelques-uns estiment qu'il peut servir à distin-
guer, parmi les bacilles dits « pseudo-diphtériques »,
les bacilles vrais atténués de ceux qui n'ont aucun
rapport avec la diphtérie.

D'autres, au contraire, ayant obtenu la réaction
acide avec des bacilles non virulents, pensent que cette
méthode ne peut dispenser de l'inoculation aux ani-

ir.aux. D'après Behring, la réaction d'Escherich n'est ni constante, ni caractéristique·

Sur les 4o bacilles virulents de Lesieur, 9 seulement ont acidifié rapidement le bouillon lactosé et sur les 3o bacilles non virulents, 6 ont agi de même. Cela revient à dire que la réaction d'Escherich a paru positive dans 22,5o % des cas de bacilles diphtériques vrais, et dans 20 % des cas des bacilles dits « pseudo-diphtériques ». La différence n'est vraiment pas suffisante pour permettre d'espérer de cette méthode des indications utiles au diagnostic différenciel.

Epreuve de Spronck. — D'après Spronck, une injection préalable de sérum anti-diphtérique (1 c. c.) sous la peau de la cuisse d'un cobaye de 35o grammes empêcherait l'inoculation sous-cutanée de bacilles de Klebs-Löffler (2 c. c. de culture de 24 heures en bouillon), pratiquée six heures plus tard, de produire de l'œdème local sur le cobaye; au contraire, l'action du pseudo-diphtérique, si faible soit-elle, ne serait pas neutralisée par le sérum, et l'œdème ne serait pas empêché.

La plupart des auteurs, Cobbett, Shabad, etc., reprochent à cette méthode d'être trop longue pour être pratique, et de ne pas être applicable à tous les cas, puisque tous les bacilles pseudo-diphtériques ne produisent pas forcément de l'œdème local. En plus de ces réserves, Lesieur ajoute que certaines cultures diphtériques lui ont paru capables de donner une réaction

positive par la méthode de Spronck (inoculation de
sérum et six heures après inoculation du bacille) ce
qui devrait les faire considérer comme étant des bacilles pseudo-diphtériques.

Voici le détail de ses expériences :

Sur 40 bacilles diphtériques vrais, 14 ont donné au
cobaye de l'œdème local malgré les inoculations pré-
ventives, 26 n'en ont pas donné.

Des 30 bacilles pseudo-diphtériques, 18 n'ont produit aucun œdème, 12 en ont produit. Or, parmi les
18 bacilles inactifs à réaction de Spronck négative,
si quelques-uns ont paru, pour une raison ou pour
une autre, n'être que des bacilles de Löffler atténués,
beaucoup ont semblé n'avoir aucun rapport avec la
diphtérie.

En résumé, l'épreuve de Spronck, donnant des résultats positifs dans 35 % des cas de bacilles de Klebs-
Löffler, des résultats négatifs dans 40 % des cas de
bacilles de Hoffmann, ne peut être considérée par
Lesieur comme ayant une valeur sérieuse dans le diagnostic de la diphtérie.

Culture en bouillon. — On sait que le bacille de
Klebs-Löffler, ensemencé en bouillon ordinaire, ne le
trouble pas, et qu'au bout de vingt-quatre heures de
séjour à l'étuve à 37°, les ballons qui renferment la
culture, s'ils sont laissés au repos, présentent, à la surface du liquide, un voile pelliculaire irisé mince, fra-
gile, se fragmentant par une agitation légère du réci-
pient, adhérant par son pourtour aux parois du vase,

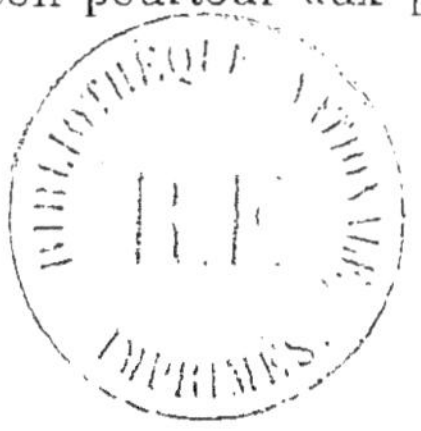

et dans les jours qui suivent tombant peu à peu au
fond, pour y former à la longue un sédiment pulvé-
rulent et blanchâtre, ordinairement peu épais. D'après
la plupart des classiques le bacille pseudo-diphtérique
ne se comporterait pas tout à fait de même : absence
de voile, trouble homogène, culture riche, dépôt abondant, tels seraient ses caractères différentiels en bouillon. On doit reconnaître que les cultures en bouillon
ne présentent que des **différences de degré difficilement appréciables** : tous les intermédiaires existent
entre les cultures en voile de bacilles très virulents
et les cultures homogènes de bacilles inactifs. Lesieur
a vu certains bacilles de Klebs-Löffler pousser sans
voile, troubler le bouillon uniformément et former
un dépôt sédimenteux très épais, alors que certains
bacilles de Hoffmann présentaient des caractères in-
verses. Ne voit-on pas, d'ailleurs, tel bacille diphtérique, qui poussait en voile, donner plus tard des cultures homogènes, sous l'influence de conditions à peu
près inappréciables, sans aucune modification de sa
virulence? Tout cela revient à dire que les cultures
en bouillon ne sont capables de donner aucun rensei-
gnement au point de vue du diagnostic.

Preuves cliniques. — Les bacilles diphtériques peuvent coexister avec le bacille pseudo-diphtérique chez
les individus sains, malades ou convalescents, dans la
gorge par exemple, ils peuvent alterner ou se suc-
céder réciproquement. Enfin, la gravité des angines
à bacilles pseudo-diphtériques n'est pas toujours, aussi

faible qu'on le croit, et d'autre part, celles causées par le bacille de Löffler peuvent se montrer extrêmement bénignes.

Donc, l'expérimentation et la clinique semblent être d'accord pour établir l'existence de formes intermédiaires entre les deux bacilles et pour faire admettre leur identité de nature.

Cultures en sacs de collodion dans le péritoine du lapin. — La méthode proposée par Metchinkoff, Roux et Salimbeni pour l'exaltation du vibrion cholérique, puis par Nocard et Roux pour la conservation du microbe de la péri-pneumonie des bovidés, à savoir, l'ensemencement en sacs de collodion dans le péritoine du lapin, a été utilisée par Lesieur pour la diagnose entre les deux bacilles. Déjà, Martin avait songé à appliquer cette méthode à la fabrication de la toxine diphtérique. La technique employée par Lesieur a été la suivante : ensemencement, à faible dose, de bacille « pseudo-diphtérique » en bouillon de bœuf; introduction aseptique immédiate de 4 à 5 centimètres cubes de ce bouillon, ainsi ensemencé, en un sac de collodion stérilisé, monté sur un tube de verre fenêtré que l'on ferme ensuite à la lampe; introduction du sac ainsi chargé dans le péritoine d'un lapin laparotomisé préalablement; sutures et pansements.

Dans ces conditions, le lapin fait fonction d'étuve à température constante, et les échanges organiques qui se font entre ses humeurs et le bouillon de culture, renouvelant sans cesse les propriétés nutritives de celui-ci, favorise singulièrement le développement des éléments figurés qu'il renferme.

Au bout de huit jours, le lapin-étuve étant sacrifié, le sac est retiré aseptiquement du péritoine, le contenu est examiné au microscope, et, s'il est pur, ensemencé en bouillon. On porte à l'étuve à 37° cette nouvelle culture, et, au bout de vingt-quatre heures, on l'inocule au cobaye, comparativement avec une culture du même âge du bacille primitif que l'on a conservé. Des cultures de deuxième, de troisième génération sont faites à l'étuve, et le plus tôt possible, le bacille retiré du péritoine du premier lapin est ensemencé de nouveau pour être placé dans le péritoine d'un deuxième, puis, huit jours après, d'un troisième, et ainsi de suite.

Voici les résultats obtenus par Lesieur avec cette méthode :

Sur 6 bacilles, 2 se sont montrés incapables d'acquérir la moindre virulence par le procédé de Metchnikoff et de Nocard. Des 4 bacilles rendus virulents, 2 ont tué le cobaye après un seul passage par le péritoine du lapin, cela en huit à neuf jours, à la dose de 1 c. c. Les deux autres, capables de déterminer des paralysies chez les cobayes en 15 à 18 jours après un premier passage, au second, ont tué l'animal l'un en seize jours, l'autre en trois jours et demi. Les changements morphologiques observés chez eux ont été, par contre, sans importance.

Notons que dans toutes ces expériences, la virulence, une fois acquise, s'est montrée ensuite héréditaire, se maintenant dans les cultures ultérieures au cours des générations successives.

Remarque plus importante encore : on ne peut dire que la virulence conférée n'était pas spécifique, car les lésions classiques de la diphtérie ont été réalisées et, dans les deux cas où cette expérience de contrôle fut tentée, les cobayes préalablement inoculés de sérum anti-diphtérique résistèrent ensuite aux injec-. tions de cultures renforcées·

En concluant, Lesieur ajoute que, la constatation des bacilles pseudo-diphtériques doit presque toujours en pratique, conduire au même diagnostic et à la-même prophylaxie que celle des bacilles de Löffler, les véritables bacilles de Hoffmann étant très rares, aussi le mot pseudo-diphtérique ne doit pas être supprimé des classifications. Les bacilles de Klebs les plus atténués peuvent par exaltation ou sur un terrain favorable, propager de véritables diphtéries, et dans l'application des mesures hygiéniques on observera la même conduite sévère à l'égard de tous les bacilles suspects.

Revue critique de Sacquepée.

Sacquepée, déclare que la grande majorité des bacilles pseudo-diphtériques appartiennent en réalité à l'espèce bac. diphteriæ, et que les recherches accumulées sur le sujet ont confirmé la notion établie dès les premiers jours de l'identité de ces germes. Les

bacilles pseudo-diphtériques, ces « frères inférieurs »
du bacille diphtérique sont en général peu virulents,
peu dangereux pour l'homme, mais peuvent devenir
pathogènes à la faveur de circonstances exceptionnel-
les. Aussi le bacille pseudo-diphtérique menace constamment l'individu; mais il ne devient réellement
dangereux pour la collectivité que le jour où il ac-
quiert la virulence du bacille de la diphtérie.

Le nombre des porteurs de bacilles pseudo-diphtériques est considérable, même chez les personnes saines en dehors de tout contact avec des diphtériques.

Roux et Yersin ont trouvé ces bacilles chez le tiers
des sujets à l'hôpital des Enfants malades et aussi chez
26 enfants sur 59 dans une école de village; Hoffmann, Beck, Neumann, Ustredt ont fait des constatations analogues.

Sacquepée présume que les épidémies de diphtérie
dites « spontanées », c'est-à-dire indépendantes de
toute importation, sont dues à l'ubiquité de la forme
atténuée du bacille diphtérique : « Le bacille avirulent devient pathogène à la faveur d'associations microbiennes ou de circonstances extérieures ou indi-
viduelles mal précisées, ou bien encore par passages
successifs d'individu à individu. »

Sacquepée ajoute que cette transformation d'un bacille avirulent en un bacille virulent a été constaté
parfois chez l'homme, par Roux et Yersin, Silbers-
chmidt, Ustredt, etc.

A ce stade de son évolution le bacille pseudo-diphtérique serait équivalent au bacille diphtérique, dont il est d'ailleurs impossible de le différencier.

Ces controverses sur le bacille pseudo-diphtérique, ont apporté parfois des incertitudes sur la prophylaxie de la diphtérie :

Le bacille pseudo-diphtérique est en effet extrêmement répandu, on le trouve communément chez presque le tiers des sujets en dehors de tout état pathologique. Il diffère du bacille diphtérique type par sa brièveté, son avirulence, l'absence de granulations visibles dans le corps bacillaire après certaines colorations spéciales, l'inaptitude à fermenter le glucose, etc., mais tous ces caractères sont contingents, tellement contingents qu'à la suite de Roux et Yersin, la plupart des auteurs admettent aujourd'hui que bacille de Löffler et bacille pseudo-diphtérique constituent une seule et même espèce.

En fait, continue Sacquepée, tout ce qu'on a écrit sur le bacille pseudo-diphtérique n'obscurcit pas la question au point de rendre toute prophylaxie illusoire, comme on l'a parfois prétendu. Dans la pratique, il est presque toujours possible de discerner rapidement si un microbe appartient au groupe des diphtériques ou des pseudo-diphtériques; on peut discuter sur les relations de ces germes entre eux, mais il est exceptionnel qu'on n'arrive pas à les rattacher à l'un ou à l'autre type. Ce qui le démontre à l'évidence, c'est que tous les auteurs qui ont voulu étudier ces deux microbes, n'ont guère eu de peine à les retrouver et à les classer; les discussions ne commencent guère qu'avec l'interprétation théorique des faits, les uns considérant les bacilles pseudo-diphtériques comme des échantillons atténués du bacille de Löffler, alors que les autres leur dénient toute parenté avec ce dernier. Mais, sans être mathématiquement tracées, les limites du groupe pseudo-diphtérique se trouvent cependant assez bien établies pour qu'il ne subsiste généralement aucune difficulté sérieuse de classification. Et c'est là toute la question.

Au point de vue spécial de l'étiologie et de la prophylaxie en effet, personne ne conteste qu'il y a entre les bacilles diphtériques et pseudo-diphtériques une différence capitale. Les premiers sont toujours dangereux, toujours capables de provoquer et de propager la diphtérie; les seconds au contraire sont généralement inoffensifs et s'ils peuvent devenir agressifs, c'est à la suite de circonstances très particulières, mal connues pour le moment et par suite inaccessibles à toute mesure défensive.

L'intervention des bacilles pseudo-diphtériques paraît susceptible pourtant d'expliquer certaines particularités épidémiologiques un peu obscures de la diphtérie.

Tous les épidémiologistes paraissent d'accord pour admettre que les épidémies de diphtérie peuvent reconnaître deux origines différentes, que tantôt elles sont dues manifestement à la contagion, et que tantôt, au contraire, elles apparaissent dans des localités à l'abri de toute atteinte où l'importation est invraisemblable ou impossible, et sont autochtones, suivant l'expression classique. Ces épidémies autochtones sont très fréquentes. A certaines époques, on a vu éclater la diphtérie en diverses localités très éloignées les unes des autres, sans liaison possible entre les foyers. Ces mêmes épidémies autochtones ont été souvent précédées d'un nombre inusité d'angines d'apparence banale. Cette évolution d'angines diphtériques qui succèdent à des angines bénignes n'est pas un simple fait de hasard, elle est probablement nécessaire à la genèse des diphtéries autochtones;. celles-ci n'apparaissent que si les circonstances extérieures exaltent la virulence du bacille pseudo-diphtérique, ou diphtérique atténué, très répandu dans l'espèce humaine. Parmi ces circonstances, l'association microbienne avec le streptocoque, qui est vraisemblablement l'agent le plus habituel des angines non diphtériques, est une des conditions de l'accession du bacille pseudo-diph térique à la virulence.

Mémoire de L. Martin.

L. Martin a longtemps défendu la théorie uniciste, et dans un travail important et relativement récent encore sur la prophylaxie de la diphtérie il donnait les précisions suivantes :

Lorsqu'on veut dépister des porteurs de germes, on doit toujours prélever la plus grande quantité possible de mucus et en plusieurs points des muqueuses. Cette précaution est indispensable pour la bonne interprétation des résultats des ensemencements. Les convalescents, les frustes, les diphtériques au début, sont les véritables agents de la propagation de la diphtérie et de la persistance de l'épidémie. Quand on ensemence la gorge de ces personnes, on ensemence en réalité des gorges atteintes, et on doit retrouver les caractères des cultures des individus malades, c'est-à-dire des colonies assez nombreuses d'un bacille diphtérique typique. On ne devra donc tenir aucun compte des tubes qui contiennent quelques rares colonies de bacilles courts.

Si on trouve, sur sérum, de nombreuses colonies de bacilles courts, ou bien, quelques rares colonies de bacilles typiques longs ou moyens, on devra considérer ces derniers cas comme suspects et examiner attentivement ces porteurs pendant quelques jours bien qu'ils ne jouent pas un rôle très important dans la propagation de la maladie.

Quand on fait de la prophylaxie d'après le diagnostic bactériologique, il faut se fixer une règle, qui est d'isoler les personnes qui ont donné des colonies nombreuses, car ces suspects peuvent être contagieux au même titre que des malades.

Il faut surveiller attentivement, sans les isoler, ceux qui présentent des colonies rares du bacille typique.

Veut-on plus de précision? Qu'on cherche si les bacilles ont des granulations de Ernst-Neisser. C'est facile, mais, dans la pratique, c'est tout ce qu'on peut faire. Quant à vouloir différencier les bacilles diphtériques des pseudo-diphtériques, ce serait compliquer

inutilement la question, car leurs cultures sont trop
variables pour que des différences légères puissent
servir à classer nettement ces deux microbes sans ris-
quer une erreur grosse de conséquences· En fait, dans
la pratique, l'élimination des porteurs de nombreux
bacilles longs et moyens, permet l'arrêt des épidémies.
On verra peut être encore quelques cas, moyens ou
très bénins, mais il n'y aura pas de cas graves. C'est
le principal. Il ne faut pas dans un sujet aussi déli-
cat, espérer la rigueur mathématique et la perfection
absolue. Il est impossible à l'heure actuelle de sépa-
rer les bacilles diphtériques des bacilles pseudo-diphtériques.

II

Doctrine Dualiste

La doctrine de la différenciation absolue du bacille diphtérique et du bacille pseudo-diphtérique admise surtout à l'étranger, a été défendue en France par Cathoire, par Martin et Loiseau, Morel et Rispal, Costa, Troisier et Dauvergne.

Mémoire de Cathoire.

Cathoire rappelle tout d'abord que les bacilles pseudo-diphtérique ont pour caractère constant de ne pas donner de toxine dans les milieux de culture; et que par contre, ce qui caractérise le bacille de Klebs-Löffler, c'est son aptitude à en donner. Ce caractère pourrait suffire à différencier d'une façon absolue les deux espèces, si la mise en évidence du poison diphtériques ne demandait pas toujours un long délai, et si parfois il n'était pas difficile de la mettre en évidence.

D'un autre côté, la morphologie des bacilles diphtériques n'est pas assez tranchée pour les différencier des autres. En général les bacilles diphtériques sont plus déliés, et se présentent plutôt en amas enchevêtrés qu'en palissades. Les bacilles de Hoffmann sont plus épais et moins longs, mais cette morphologie n'est pas assez stable pour servir de critérium probant.

Les caractères culturaux ne donnent pas de renseignements précis. En général le bacille diphtérique toxique se développe avec moins d'exubérance, donne plus souvent un voile en paillettes à la surface des liquides; mais ces caractères, en certains cas, sont des plus contingents, et ne sauraient entraîner la certitude.

Cathoire affirme que la recherche des granulations de Neisser n'a pas plus de valeur que les caractères précédents.

Puis l'auteur rappelle que les unicistes prétendent que chez les convalescents le bacille toxique se transformerait en bacille atoxique, c'est ce dernier, en effet, que l'on trouve généralement dans la gorge après la guérison, et on a admis qu'il avait été rendu saprophyte par la défense organique. Mais, il ne faut pas oublier que les deux espèces sont isolées souvent simultanément, chez les porteurs sains en particulier. La prédominance de l'une au moment de l'explosion morbide n'a rien d'étonnant, l'antagonisme des espèces étant une règle fréquente en biologie. La disparition de la race toxique pendant la convalescence, du fait de l'immunisation naturelle, aidée souvent par la thérapeutique spécifique, explique tout aussi bien que le transformisme la réapparition des bacilles atoxiques. Il est naturel que ces derniers reparaissent alors, les fausses membranes ayant disparu, et la défense humorale qui a pu être acquise par l'organisme étant sans action sur eux.

L'argument de même ordre donné par les unicistes,
que le bacille d'Hoffmann a pu être isolé de certaines
angines à fausses membranes ne présente lui aussi
qu'une valeur très contingente. Le hasard d'un isolement a pu faire négliger le principal pour l'accessoire
si les deux espèes coexistaient; il se peut aussi qu'on
ait étiqueté angine banale une angine diphtérique du
fait de la présence d'un saprophyte pseudo-diphtérique
qui n'était pour rien dans la maladie.

Les unicistes ont aussi invoqué que la proportion
des porteurs de bacilles atoxiques était plus grande
dans les milieux épidémiques que dans les milieux
non contaminés comme étant une preuve de leur rôle
dans la genèse de la maladie, et ont admis que les
influences saisonnières qui créent les épidémies de
diphtérie ne sauraient être sans influence sur les
bacilles pseudo-diphtériques.

Mais la proportion des porteurs des germes est
extrêmement variable aussi bien dans les milieux contaminés, que dans les milieux indemnes.

C'est ainsi, par exemple, qu'en dehors de toute
manifestation épidémique, Roux et Yersin avaient
trouvé 26 porteurs sur 59 sujets examinés, que Hoffmann en trouve 26 sur 45, Beck 1 sur 3, Lesieur de
17 à 30 % suivant les cas, Escherich 13 fois sur 120
et Zarniko 1 fois sur 29. Et qu'en milieu épidémique,
les chiffres oscillent de 50 % suivant Welch à 5 %
d'après Nishino, que Simonin et Benoît, trouvent 9
porteurs, et que Roussel, Lesterlin et Sicre en trouvent
22 sur 100 personnes. Ces divergences s'expliquent

très facilement, les uns qualifient arbitrairement porteurs les seuls sujets dont les ensemencements ont
donné un grand nombre de colonies, tandis que d'autres regardent comme tels ceux chez qui une recherche
patiente a permis de reconnaître une seule colonie
authentique.

D'ailleurs le hasard d'un écouvillonnage peut au
même moment chez un même sujet faire trouver
beaucoup ou pas de bacilles suspects; Les germes se
cantonnent électivement en certains points comme
les cryptes des amygdales et suivant qu'on aura négligé
ou non les recoins d'une amygdale anfractueuse,
pénétré plus ou moins avant dans le rhinopharynx, la
quantité de bacilles trouvés variera considérablement
avec le même opérateur.

En résumé, aucune indication précise n'est donnée
par la proportion des porteurs de germes dans les milieux sains et dans les milieux épidémiques.

Les expériences de Lesieur qui prétend être arrivé
à obtenir artificiellement la transformation des
pseudo-diphtériques en bacilles virulents au moyen
de cultures en sacs de collodion introduits dans le péritoine de lapins ou par des repiquages fréquents en
milieux nutritifs, n'entrainent nullement la convic-
tion. Les baciles utilisés et qualifiés d'atoxiques par
Lesieur n'ont pas été dûment caractérisés, en particulier au point de vue fermentatif. On les a déclarés
bacilles de Hoffmann parce que leur toxicité avait
paru nulle à un premier examen. Il est fort probable
qu'il s'agissait de bacille de Löffler vrais à toxicité

atténué et que Lesieur est arrivé à renforcer un caractère au lieu de le créer; la meilleure preuve en est
donnée par l'échec dans la transformation d'une bonne
part de ses échantillons. Ces expériences n'ont jamais
eté renouvelées d'ailleurs dans des conditions scienti-
fiques indiscutables et Cathoire fait des passages nombreux de bacilles atoxiques en sac de collodion sans
jamais avoir vu ces bacilles se modifier dans le sens
indiqué par Lesieur.   ,

Epreuve des sucres. — Cathoire étudie longuement
ensuite le pouvoir fermentatif vis-à-vis des sucres qui
au dire des dualistes, a une importance très grande,
et permet de différencier les bacilles les uns des autres.
Le diphtérique acidifiant généralement tous les milieux
où il pousse, le pseudo-diphtérique tendant plutôt à
les alcaniser.

Pour cette recherche, divers milieux et divers sucres
ont été proposés. Thiel a utilisé le bouillon au nutrose
glucosé tournesolé, que le bacille diphtérique seul fait
virer au rouge. Rothe préconise la gélose au sérum de
bœuf sucrée à 1 %; selon lui, le bacille diphtérique
attaque glucose et lévulose, partiellement le maltose
et le saccharose; le pseudo-diphtérique ne fait fermenter
aucun sucre. Suivant Graham Smith, le bacille diphtérique acidifie toujours le glucose, le galactose et le
lévulose, habituellement le maltose, la glycérine
et la dextrine, parfois le saccharose et jamais le
mannite. Le pseudo-diphtérique ne fait jamais fermenter aucun de ces sucres, Knapp avec le milieu de
Hiss (3 parties d'eau, une partie de sérum de bœuf

tournesolé à 5 % et sucré à 1 %) conclut que le bacille
diphtérique fermente dextrose, mannite, maltose et
dextrine et laisse indemne le saccharose. Goodman
arrive à cette même conclusion que le bacille diphtérique acidifie les milieux contenant dextrine, ou dex-
rose, alcalinise ceux au saccharose, et que le pseudo-
diphtérique alcalinise les trois hydrates de carbone.
Ces conclusions sont uniformes pour l'action fermen-
tative du bacille diphtérique sur le glucose, mais il
y a quelques discordances dans les conclusions con-
cernant le saccharose. Cette discordance s'explique
facilement si l'on songe que le sérum de bœuf est utilisé dans la plupart des milieux; or le plasma sanguin
contient normalement du glucose dont le taux s'abaisse
par le vieillissement, et le sérum frais en contient
assez pour donner une fermentation indépendante des
sucres ajoutés. Cathoire, après avoir essayé les différents sucres, adopte finalement les seuls dextrose et
saccharose, dont les indications, durant ses recherches, se sont montrées constantes et parfaitement suffi-
santes. Il emploie également la gélose-ascite sucrée à
2 % et tournesolée, coulée extemporanément en boîtes
de Petri. Le virage de la teinture de tournesol est très
apparent, et les microbes provenant du sérum coagulé
s'y adaptent mieux que dans la plupart des milieux
liquides, enfin les boîtes de Petri permettent de faire
des recherches en série.

Comme conclusion de ses expériences, Cathoire affirme que les bacilles toxiques faisaient toujours fermenter la dextrose et laissaient intact le saccharose. Quand

ce dernier sucre était attaqué, cela était dû à une souillure; ce serait même un moyen d'épreuve appréciable de la pureté des cultures.

La grosse majorité des bacilles non toxigènes ne vise aucun des milieux et répond au type de Hoffmann. Cathoire trouve aussi des échantillons de bacilles indiscutablement atoxiques qui, comme le bacille de Löffler, fermentent le dextrose et respectent le saccharose et il les nomme « para-diphtériques », la série des épreuves de laboratoire justifie cette classe nouvelle.

Epreuve agglutinante du sérum antimicrobien vis-à-vis le bacille. — Lubowski, avec le sérum d'un bouc immunisé par injections sous-cutanées, a constaté que les bacilles de Löffler étaient agglutinés et que le sérum était sans action sur les pseudo-diphtériques. Roussel et Job ont repris ces essais avec le sérum d'un lapin préparé : agglutination négative pour les deux espèces bactériennes.

Cathoire avec le sérum Martin anti-microbien a toujours constaté que les bacilles diphtériques étaient agglutinés, et que les bacilles pseudo-diphtériques l'étaient parfois aussi, ainsi que les para-diphtériques à un taux sensiblement plus bas.

L'action curative du sérum anti-diphtérique pour les animaux d'expérience inoculés de cultures ou filtrats de bacilles de Löffler n'est pas douteuse, elle a une valeur indéniable pour leur diagnose. Les bacilles atoxiques injectés à haute dose sous la peau déterminent des lésions locales qui ne sont pas empêchées par le sérum.

L'épreuve de Spronck, contestée par Lesieur, a d'ail-

leurs été reprise par Nicolle et Loiseau d'une façon
plus scientifique dans leur étude des facteurs de toxicité des bactéries, et ils concluent que le sérum, injecté
à distance, a une action absolument nulle sur les
bacilles atoxiques et indéniables vis-à-vis des lésions
locales des bacilles toxiques injectés. Cette différence
n'exiset plus toutefois aussi marquée quand on l'in-
jectionne de corps microbiens laissés une demi-heure
au contact du sérum : la toxine des bacilles diphtériques est neutralisée, mais la tuméfaction sous-cutanée est exagérée par une bactériolyse des corps microbiens, tant toxiques qu'atoxiques.

Phénomène de Pfeiffer. — Cathoire a obtenu des
résultats intéressants avec l'épreuve de Pfeiffer : après
isolement des bacilles et vérification de leur pouvoir
fermentatif, il recherche la bactériolyse dans le péritoine des cobayes préparés pour les seules espèces ayant
subi avec succès l'élimination des sucres : des cobayes
de petite taille sont choisis et reçoivent la veille 1 centimètre cube de sérum sous la peau; au moment de
l'épreuve on leur injecte dans le péritoine 1 centimètre
cube d'une émulsion faite à raison d'une öse de culture,
sur sérum, fraîche de vingt-quatre heures, par centimètre cube d'eau physiologique. Au bout d'une demi-
heure, quelques gouttes de liquide péritonéal sont pré-
levées et étalées sur lame pour examen. Cette épreuve
montre toujours que les bacilles de Löffler sont dé-
truits, tandis que les bacilles pseudo-diphtériques res-
tent intacts et se montrent libres ou inclus dans les
phagocytes.

Réaction de Bordet. — La déviation du complément
par le sérum anti-diphérique mis en présence de bacilles de Löffler a été tentée par plusieurs auteurs. Delanoe
a conclu à l'incertitude de cette réaction, Weill-Hallé
et Bloch-Michel l'ont trouvée tellement pratique qu'ils
la conseillent comme méthode clinique.

De son côté, Cathoire a employé cette méthode déli-
cate et difficile. Il observa des variations très grandes
suivant les sérums et les antigènes employés. Avec le
sérum Martin anti-microbien les résultats furent indéniables. Il utilisa les antigènes préparés avec l'émulsion de cultures sur sérum fraîches de vingt-quatre
heures, à raison de 1 öse par centimètre cube d'eau
physiologique.

Un semblable antigène ne déviait d'habitude pas
spontanément le complément à la dose de 5/10 de
centimètre cube pour 1 centimètre cube de globules
à 1/20. Cette vérification faite, la quantité de 1/10
était mise en présence de doses croissantes de sérum
anti-microbien et diluée dans l'eau physiologique à
1/20. Toutes les fois qu'un sérum contenant des sen-
sibilisatrices fut utilisé, il se montra spécifique pour
les bacilles de Löffler; les bacilles d'Hoffmann ou les
para-diphtériques ne déviaient pas du tout ou dans
des conditions telles que la différence s'imposait.

En récapitulant ses observations, Cathoire conclut
que « s'il n'est aucune preuve absolue de la pluralité
des espèces diphtériques, les différences sont assez
marquées pour conclure à la spécialisation très nette

du bacille pathogène. Il a des caractères propres qui se retrouvent partout avec une égale constance... Que les espèces soient proches parentes, ce n'est pas douteux; mais ça ne veut pas dire qu'elles doivent être confondues. »

MÉMOIRE DE MARTIN ET LOISEAU.

Martin et Loiseau admettent que les bacilles diphtériques et les bacilles pseudo-diphtériques sont des espèces différentes et préconisent la culture en tube de « Veillon » pour les différencier; le bacille diphtérique cultivant dans toute la hauteur des tubes sans s'étaler en surface, tandis que les pseudo-diphtériques sont des aérobies stricts et poussent en surface.

Quand on ensemence en gélose peptonée profonde des bacilles diphtériques, on constate généralement qu'ils prolifèrent sur toute la hauteur et s'étalent en surface; mais la différenciation avec le bacille pseudo-diphtérique est plus complète si l'ensemencement est fait dans le tube Veillon en gélose peptonée glucosée, car alors la culture du bacille de Klebs-Löffler se fait dans toute la hauteur des tubes et ne s'étale pas en surface.

Voici la technique utilisée :

On mélange 500 centimètres cubes de macération de viande de veau (250 grammes de viande hachée pour 1.000 centimètres cubes d'eau) avec partie égale de bouillon de panse (peptone Martin), et on ajoute :

Gélose .... 8 grammes.

Glucose .... 10 —

Nitrate de potasse ...... 2 —

Faire dissoudre et ajouter un blanc d'œuf; chauffer à 113° pendant une demi-heure; filtrer; répartir dans des tubes à essais stériles sur 10 à 12 centimètres de hauteur; stériliser en chauffant une demi-heure à 100°, pendant trois jours de suite ou bien une demi-heure à 115°.

Ensemencement. — Il est indispensable de partir d'une colonie pure. Toucher une des colonies développées sur sérum avec un petit crochet de verre, et diluer dans un tube contenant 10 centimètres cubes de bouillon stérile, la très petite quantité prélevée, en l'écrasant le long de la paroi du tube. Agiter le tube pour bien répartir les microbes. Faire fondre la gélose d'un tube de Veillon dans l'eau en ébullition, refroidir rapidement à 30°. Prélever avec une pipette stérile 1 centimètre cube du bouillon contenant la dilution du bacille diphtérique et le répartir dans toute la hauteur du tube de gélose en mélangeant soigneusement. Refroidir le tube de gélose et mettre à l'étuve.

Examen. — Souvent après quinze heures, si on a ensemencé un bacille diphtérique provenant d'une angine à fausse membrane, on constate un semis abondant de colonies uniformément réparties sur toute la hauteur du tube, sans prédominance dans la zone d'aérobiose. Retirer de l'étuve et conserver à la température de la chambre, pendant plusieurs jours, ces tubes ne montrent pas de changement appréciable, les colonies les plus voisines de la surface de la gélose ne se sont pas étalées à l'air libre.

Si on procède de même avec des bacilles de Hoffmann, on voit qu'ils ne poussent qu'en une zone voisine de la surface, la culture est moins rapide qu'avec le bacille diphtérique, elle n'est ordinairement visib'e qua'près vingt-quatre heures, quelquefois seulement après trente-six heures; les colonies sont localisées dans le dernier centimètre de la gélose, près de la surface, et fréquemment elles sont plus nombreuses dans une zone de 2 à 3 millimètres avoisinant l'air libre, tout le reste du tube est complètement privé de colonies. Les tubes gardés à la température de la chambre montrent au bout de huit à dix jours un développement exubérant des colonies voisines de l'air qui envahissent toute la surface libre de la gélose sous forme d'une couche épaisse et crémeuse.

MÉMOIRE DE MM. MOREL ET RISPAL.

Morel et Rispal, « ayant eu l'occasion, au cours des années 1915 et 1916, de faire les examens bactériologiques des angines pseudo-membraneuses de toute la région toulousaine, et de rechercher les porteurs de germes dans l'entourage des malades, ont pu très rapidement se convaincre que le bacille diphté-

rique et le bacille pseudo-diphtérique étaient complètement étrangers l'un à l'autre, et, grâce à la technique employée, arriver à différencier très rapidement
ces deux espèces bactériennes l'une de l'autre.

L'examen microscopique des colonies développées
sur sérum donne souvent déjà une orientation importante dans la diagnose de ces micro-organismes.

« Les bacilles de la diphtérie, sur les préparations
traitées succesivement par la méthode de Gram et par
la fuschine, se montrent presque toujours sous l'aspect de bacilles fins, allongés et disposés en amas enchevêtrés; on voit dans leur protoplasma des granulations tranchant par leur coloration violette sur le
restant du corps microbien faiblement teinté en
rouge. »

« Les bacilles pseudo-diphtériques ont un tout autre
aspect. Presque toujours ils ont disposés parallèlement
les uns aux autres, en palissade; ils prennent uniformément et très fortement le Gram; ils sont courts, mas-
sifs, trapus, parfois renflés en poire à l'un de leurs
bouts. Plus rarement ils sont moins gros, légèrement
appointés à leurs deux extrémités, qui apparaissent
plus fortement colorés que leur partie centrale.

« Cet examen au microscope des cultures développées sur sérum doit toujours porter, pour chaque tube
ensemencé, sur plusieurs colonies : il n'est nullement
exceptionnel, en effet, de rencontrer, sur un même
tube, des colonies composées de bacilles courts, et
des colonies composées de bacilles longs. Il est absolument indispensable aussi de soumettre au moins

trois ou quatre de ces colonies à l'épreuve des sucres,
qui viendra apporter la certitude dans la différenciation des germes; on s'exposerait sans cela à méconnaître souvent la présence du bacille de la diphtérie
quand il se trouve associé à des bacilles pseudo-diphtériques.

Epreuve des sucres.

« Pour cette épreuve des sucres, les colonies développées sur sérum, et choisies après examen au microscope, sont tout d'abord ensemencés en stries sur gélose bouillon de panse saccharosée à 2 % et tournesolée. Le bacille de la diphtérie et, exception faite de
très rares échantillons, le bacille pseudo-diphtérique
ne font pas fermenter le saccharose, et l'ensemencement sur sucre sert toujours à contrôler la pureté
de la culture. Souvent, en effet, bien que la colonie
prélevée sur sérum ait paru, au microscope, consti-
tuée exclusivement par des bacilles longs ou courts,
certaines de ces colonies filles développées sur saccharose font virer le tournesol, et accusent ainsi, tout au
moins dans la plupart des cas, leur impureté. Après
contrôle, au microscope, on choisit sur le tube de gélose saccharosée, une colonie bien isolée, et, pour obtenir, le cas échéant, une fermentation rapide, on
l'ensemence, en masse, sans faire de stries, sur gélose
panse glucosée tournesolée.

« Cette épreuve des sucres permet de différencier
très rapidement les bacilles Gram positifs isolés sur
sérum en trois groupes distincts :

« Ceux du premier groupe, d'habitude longs et granuleux, font fermenter la glucose, et respectent le saccharose; ceux du deuxième groupe, presque toujours courts et trapus, n'attaquent ni le saccharose, ni la glucose; et ceux du troisième groupe, extrêmement rares d'ailleurs, font fermenter l'un et l'autre de ces sucres.

« L'expérimentation sur le cobaye vient nettement confirmer la différenciation entre ces bactéries données par leur réaction de fermentation, et montrer que les bacilles appartenant au premier groupe sont seuls pathogènes : leurs cultures, en bouillon Martin, inoculées à la dose de 3 centimètres cubes, tuent en vingt-quatre, trente-six heures, tandis que, malgré la sévérité de l'épreuve, l'injection des bactéries des deux autres groupes n'occasionne chez l'animal aucun phénomène morbide·

« En dehors de l'étude des fermentations, et de celle de la virulence, aucun caractère ne permet de différencier avec certitude le bacille pseudo-diphtérique. Spécialement, en ce qui concerne la recherche des porteurs de germes, le nombre des colonies développées sur sérum n'apporte aucune indication utile; parfois, en effet, l'ensemencement du mucus, recueilli dans le cavum donne des colonies extrêmement nombreuses, qui toutes sont des colonies de bacilles de Hoffmann. Nettement différencié par ses réactions de fermentation et par l'absence de tout pouvoir pathogène, le bacille pseudo-diphtérique ne joue aucun rôle dans la genèse de la diphtérie. L'ubiguité du germe, (on

oublie peut-être trop son extrême fréquence dans la
gorge des gens bien portants), explique facilement
comment on peut le rencontrer chez les malades atteints de diphtérie, chez leurs voisins, et chez les convalescents : il vit dans leur rhino-pharynx, en simple
saprophyte, sans relation aucune avec la présence
éventuelle du bacille de la diphtérie. On ne saurait
considérer, dès lors, comme étant porteurs de germes, les personnes qui hébergent ce bacille pseudo-
diphtérique, et les isoler avec les porteurs de bacilles
longs serait les exposer à un danger manifeste de
contagion. »

MÉMOIRE DE COSTA, TROISIER ET DAUVERGNE.

Costa, Troisier et Dauvergne proposent comme
milieu électif, le sérum sans addition d'aucune subs-
tance nutritive. La coagulation s'obtient dans les boîtes de Petri, comme dans les tubes, et le milieu ainsi
préparé, serait transparent, ferme et facile à ensemencer.

Le milieu est constitué de la façon suivante :

Sérum de cheval .... 100 cent. c.
Solution de glucose à 3o % stérilisée   10   —
Teinture de tournesol concentrée et
stérilisée de l'Institut Pasteur .... 3o gouttes.
Solution d'acide sulfurique à 10
grammes pour 1.000 stérilisée ....   3 cent. c.

Le mélange est reporté en boîtes, à fond régulièrement plat et à raison de 10 à 12 centimètres cubes par boîte.

La coagulation peut être obtenue dans une étuve à sérum ou à l'autoclave, dont la température devra être élevée progressivement et très lentement; une fois qu'elle a atteint 75°, on la maintient aux environs de 80° pendant une heure et quart.

Prélèvements. — Les prélèvements sont effectués avec des écouvillons d'ouate montés sur tige de fil de fer galvanisé légèrement coudés et placés dans des tubes soumis à la stérilisation. La forme coudée de la tige permet, après avoir prélevé l'exudat amygdalien, de passer dans le rhino-pharynx. Il faut éviter de mouiller le tampon avec de la salive, au contact de la langue et des joues.

Les tampons, dans leurs tubes, sont transportés au laboratoire où se pratique l'ensemencement. La durée du transport importe peu. Les bacilles se conservent vivants très longtemps sur le tampon, parfois jusqu'à quatre jours.

Ensemencement. — L'ensemencement immédiat du tampon ne doit pas être fait, l'ouate même quand elle n'est pas hydrophile, fait office d'éponge et l'on est dans l'impossibilité d'obtenir des colonies séparées, condition essentielle de toute bonne opération d'isolement.

Il faut se servir d'une anse de platine triangulaire de 1 centimètre environ de côté. On passe la branche horizontale de l'anse sur l'extrémité du tampon porteur du matériel prélevé, et d'un mouvement léger de va-et-vient, on étale délicatement sur toute la surface de la boîte en procédant par segments parallèles et sans jamais recharger l'anse. De cette manière, on obtient des colonies bien isolées, faciles à examiner et à prélever.

Les boîtes sont ensuite placées à l'étuve à 37°, le couvercle en dessous.

L'examen peut être fait au bout de vingt-quatre ou mieux de trente-six heures. Pour les malades, souvent dès la vingtième heure, on trouve des colonies rouges et caractéristiques. Quand les colonies sont peu nombreuses, on a intérêt à attendre plus longtemps, la trentième ou trente-sixième heure.

Généralement au bout de vingt-quatre heures, les colonies de bacilles diphtériques, en tête d'épingle, apparaissent légèrement rouges au centre et rosées à la périphérie. Au même moment, les colonies de bacilles pseudo-diphtériques apparaissent plus étalées, plus opaques, de consistance plus épaisse. Elles sont d'apect blanchâtre ou gris. Plus tardivement, les différences entre les colonies de bacilles diphtériques et celles des pseudo-diphtériques s'accentuent encore.

Les premières sont toujours parfaitement circulaires, et leur coloration rouge se fonce en diffusant progressivement dans le milieu. Les autres s'en distinguent par leur défaut de coloration et surtout par leur forme irrégulière et globuleuse, souvent losangique, leurs bords dentelés et crénelés et leur consistance plus molle.

Caractères et identification des bacilles pseudo-diphtériques.

Les recherches bactériologiques entreprises en ces dernières années ont toutes abouti à la conclusion que le bacille de Klebs-Löffler et le bacille pseudo-diphtérique étaient des espèces distinctes, et que leur différenciation pouvait être assurée, en dehors de la recherche du pouvoir toxigène par l'épreuve de Pfeiffer et par l'épreuve des sucres.

Les autres caractères distinctifs qui ont été proposés n'ont qu'une valeur contingente, et ne sauraient assurer la diagnose entre les deux germes :

1° Le nombre des colonies développées sur sérum ne peut apporter qu'une simple présomption. Il est bien exact que dans les angines diphtériques, les tubes ensemencés présentent constamment de très nombreuses colonies et que dans les angines non diphtériques, ces colonies sont, au contraire d'habitude très clairsemées. Mais quand on fait la recherche des porteurs de germes par ensemencement du cavum, on peut sur le tube ensemencé ne voir apparaître qu'une seule colonie de bacille diphtérique, tandis que, rarement il est vrai, le tube ensemencé avec le mucus naso-pharyngé d'un autre sujet pourra être recou-

vert de très nombreuses colonies, serrées les unes
contre les autres et toutes formées par des bacilles
pseudo-diphtériques;

2° Les caractères tirés de la longueur des bacilles,
de leur mode de groupement ne donnent pas non plus
de résultat certain. Il est exact que les bacilles diphtériques sont d'habitude des bacilles longs ou moye..s,
enchevêtrés les uns avec les autres comme des tas
d'épingles, mais on peut rencontrer des bacilles toxigènes qui sont courts comme le bacille pseudo-diphtérique. Nous verrons pourtant que la morphologie
des bacilles peut souvent donner une première orientation sur leur diagnose;

3° Les granulations de Babes-Ernst ne sont pas non
plus la caractéristique absolue du bacille diphtérique.
On observe, en effet, assez souvent des granulations
analogues sur un des types du bacille diphtérique :
le bacillus cutis communis ;

4° Les cultures en milieux liquides ne donnent pas
de renseignements précis : parfois le bacille pseudo-
diphtérique pousse, en effet, en voile à la surface du
bouillon, tandis que certains types du bacille de Klebs-
Löffler se développent dans la profondeur en petits
grumeaux, qui s'attachent souvent aux parois du vase.

Les cultures en tubes aérobies, au contraire, donnent des indications très précises, comme l'ont indiqué
Martin et Loiseau;

5° L'épreuve des sucres apporte des renseignements
très précis, et permet de différencier rapidement les
germes. Conformément au tableau ci-dessous, le ba-

cille diphtérique fait fermenter le glucose et respecte
le saccharose; le bacille pseudo-diphtérique commun
(bacille de Hoffmann) ne fait fermenter ni l'un ni
l'autre, tandis que le bacillus cutis communis attaque
ces deux hydrates de carbone.

	Saccharose	Glucose
B. de Löffler	⚬	+
B. de Hoffmann	o	o
B. cutis communis	+	+

Si l'épreuve des sucres a donné des résultats dis-
cordants à de nombreux bactériologistes, et si sa valeur a été si longtemps méconnue, c'est que souvent
elle n'a pas été faite dans les conditions voulues :

Certains, prenant sans doute à la lettre le terme
Epreuve des sucres, ont utilisé un sucre quelconque,
et en particulier le lactose. Or, le bacille diphtérique
n'attaque pas ce sucre.

Souvent aussi, les cultures mises à l'épreuve étaient
impures. On peut facilement se rendre compte de
cette cause d'erreur en rappelant, par exemple, que
9 des 40 bacilles virulents, et 6 des 30 bacilles non
virulents ensemencés sur lactose par Lesieur, ont rapidement acidifié le milieu.

Pour que l'épreuve des sucres donne des résultats
corrects, il faut utiliser exclusivement le saccharose
et le glucose à l'exception de tout autre. Il est indispensable de faire l'ensemencement, non seulement
sur glucose, mais aussi sur saccharose, puisque le
bacillus cutis communis attaque le glucose comme le
fait le bacille diphtérique lui-même.

La seule difficulté de l'épreuve est l'utilisation de cultures pures, et les faits rapportés ci-dessus montrent que les bactériologistes ne sauraient prendre trop de précautions pour l'obtention de ces cultures pures et ne sauraient être trop en garde contre la souillure possible, des cultures utilisées.

Constamment l'épreuve des sucres quand elle est faite correctement donne des résultats précis : les bacilles qui attaquent le glucose et respectent le saccharose se montrent seuls toxiques, et seuls présentent le phénomène de Pfeiffer dans le péritoine des jeunes cobayes immunisés;

6° L'épreuve de Spronck et l'épreuve d'agglutination ne donnent pas toujours de résultats précis, certains bacilles pseudo-diphtériques se comportent à leur égard comme les bacilles de la diphtérie.

En résumé, pratiquement la différenciation des bacilles diphtériques et des bacilles pseudo-diphtériques peut-être assurée facilement par l'épreuve des sucres. L'importance extrême de la diagnose de ces espèces dans la prophylaxie de la diphtérie exige une technique aussi parfaite que possible, et cela nous amène à faire une étude rapide des différents procédés qui ont été proposés pour la recherche des porteurs de germes diphtériques.

*Pré'èvement et ensemencement du mucus
rhino-pharyngé.*

Le bacille de la diphtérie se localise presque toujours dans le cavum chez les porteurs de germes sains
ou convalescents de diphtérie. Aussi doit-on prélever,
pour l'ensemencement, le mucus naso-pharyngé dans
le cavum au moyen d'un écouvillon de coton stérilisé
monté sur un fil de fer recourbé avec lequel on con-
tournera le bord postérieur du voile du palais.

Le mucus recueilli sera ensemencé sur un tube de
sérum.

Pour faire cet ensemencement Costa, Troisier et
Dauvergne recommandent de se servir d'une anse de
platine qu'on charge en passant sa branche horizontale sur l'extrémité du tampon porteur du matériel
prélevé. Il est à craindre que cette technique fasse
méconnaître de nombreux porteurs de germes, la
quantité de mucus ensemencé étant forcément très
petite.

Chez les porteurs de germes les bacilles diphtériques sont le plus souvent en très petit nombre dans
le cavum, et pour les reconnaître il est indispensable
de faire un très large ensemencement. On peut con-
seiller la technique suivante :

Redresser avec une pince flambée le fil de fer porte-
écouvillon, tremper le tampon de coton chargé de
mucus dans l'eau de condensation du tube de sérum,

l'exprimer à diverses reprises le long des parois du tube, puis ensemencer le sérum en passant ce coton largement sur toute sa surface.

Les tubes ensemencés devront être examinés au bout de vingt-quatre et de quarante-huit heures de séjour à l'étuve à 37°, chez les porteurs de germes les colonies de bacilles diphtériques ne deviennent, en effet, visibles parfois que pendant le deuxième jour.

Examen microscopique des colonies
développées sur sérum.

L'examen microscopique des colonies développées sur sérum peut donner une indication première, et une orientation dans le diagnostic.

Colorer les frottis avec la solution :

Cristal violet .... 1 gramme.
Eau distillée .... 100 —

Laver largement à l'eau, puis faire agir la solution iodo-iodurée de Gram et décolorer à l'alcool-acétone.

Après un nouveau lavage à l'eau, colorer pendant quelques instants par la Fuchsine de Ziehl au dixième.

Au microscope, les bacilles diphtériques se montrent d'habitude sous la forme de bacilles longs et grêles, colorés en rouge avec des granulations chromatiques bleues.

Les bacilles pseudo-diphtériques sont la plupart du temps des bacilles courts, de forme massive souvent renflés à une de leurs extrémités, fortement colorés uniformément en violet.

On ne saurait pourtant baser le diagnostic sur les constatations de cet examen au microscope, certains bacilles toxigènes sont courts et dépourvus de granulations. D'autre part, le bacillus cutis communis ressemble assez bien au bacille de Löffler, et comme lui apparaît souvent coloré en rouge avec une ou deux granulations violettes dans son protoplasma; cependant d'habitude il paraît plus épais que le bacille diphtérique, mais parfois pourtant il pourrait être facilement confondu avec lui.

Identification des colonies développées sur sérum.

L'identification des colonies peut être faite soit par la méthode de Martin et Loiseau basée sur l'anaérobios facultative du bacille diphtérique, soit par l'épreuve des sucres, les deux méthodes d'ailleurs donnent des résultats concordants quand elles sont faites correctement.

I. — *Méthode de Martin et Loiseau.*

La méthode de Martin et Loiseau présente certains désavantages : il faut parfois un temps assez long pour obtenir des colonies pures par isolement sur sérum, et, d'autre part l'ensemencement en tubes anaérobies ne permet pas le contrôle facile de la pureté de la colonie ensemencée, des germes étrangers saprophytes ou autres, dont la présence aurait été méconnue, le sérum étant pour eux un milieu peu favorable, pouvant se développer en profondeur dans la gélose glucosée.

II. — *Epreuve des sucres.*

La technique conseillée par Costa, Troisier et Dauvergne (ensemencement direct sur sérum glucosé) peut également donner lieu à des interprétations erronés : 1° Le virage du tournesol peut se faire au niveau de certaines colonies de bacilles pseudo-diphtériques quand ces colonies sont impures, et parfois l'examen de ces colonies au microscope ne permet que très difficilement de reconnaître les impuretés;

2° Les colonies faisant virer au rouge le sérum glucosé tournesolé peuvent être dues au déve'oppement du bacillus cutis communis. Ce micro-organisme, il est vrai, se trouve rarement dans la gorge, mais la cause d'erreur pouvant en résulter, n'est peut-être pas cependant complètement négligeable.

Pour que l'épreuve des sucres soit correcte et ne puisse donner aucune interprétation erronée elle doit être faite sur saccharose et sur glucose, et la technique indiquée ci-dessous devra être constamment utilisée :

1° Ensemencement sur sérum coagulé des exsudats pseudo-membraneux, ou chez les personnes pouvant être porteurs de germes, du mucus rhino-pharyngé;

2° *Epreuve sur saccharose :* répartir en boîte de

Petri de la gélose à 3 % additionnée de un tiers de liquide d'ascite, de 2 % de saccharose et de teinture de tournesol.

Si les colonies suspectes développées sur sérum sont bien isolées, les ensemencer en stries parallèles à la surface de la gélose.

Si, au contraire, les colonies développées sur sérum sont très nombreuses, confluentes, confondues les unes avec les autres, en prélever une parcelle avec le fil de platine, et bien la dissocier dans un tube de bouillon. Puis porter une öse de la dilution à la surface de la gélose et l'étaler sur toute la surface avec un agitateur coudé, en appuyant et en repassant plusieurs fois sur une moitié de la plaque, et en passant rapidement l'agitateur sur l'autre moitié, de manière à obtenir des colonies bien isolées.

La gélose ascite étant un milieu bien plus favorable que le sérum pour la plupart des bactéries, permet de reconnaître facilement la souillure des colonies. Exception étant faite du bacillus cutis-communis, on examinera les colonies bleues, transparentes en gouttes de rosée, et on reportera sur sérum glucosé celles, qui, au microscope présenteront les caractères du bacille diphtérique ou ceux du bacille pseudo-diphtérique.

3° *Epreuve sur glucose.* — Répartir, en couche mince, dans des tubes de Legroux du sérum glucosé et tournesolé, et le coaguler par la chaleur.

Ensemencer sur un des tubes en stries parallèles et espacées sept à huit des colonies d'aspect diphté-

rique développées sur saccharose, et mettre pendant
vingt-quatre heures à l'étuve à 37°.

Il est indispensable d'ensemencer sur glucose un
nombre relativement élevé de colonies. Parfois, en
effet, chez le même sujet, diphtérique ou porteur sain,
on observe à la fois sur glucose des colonies de bacilles de Löffler, qui fait virer le milieu au rouge,
et des colonies de bacilles pseudo-diphtériques qui res-
tent bleues, et souvent(si l'ensemencement était limité
à un nombre trop restreint de colonies, on pourrait
méconnaître la présence du bacille spécifique.

En résumé, on voit que cette méthode permet la
reconnaissance rapide du bacille diphtérique, et que
par l'ensemencement sur plaques de gélose ascite elle
donne un contrôle sévère de la pureté des cultures, et
permet ainsi d'éliminer les causes d'erreur tenant à
l'impureté des semences employées.

Prophylaxie de la Diphthérie

La prophylaxie de la diphtérie basée sur l'isolement
des porteurs de germes diphtériques en ne tenant aucun compte de la présence du bacille pseudo-diphtérique a donné des résultats excellents.

Quand, au contraire, on a isolé comme porteurs de
germes, les personnes présentant des bacilles pseudo-
diphtérique dans la gorge, on a été amené, — ainsi
qu'il était d'ailleurs facile de le prévoir d'après l'ubi-

guité même du germe, — à isoler un très grand nombre de personnes, et souvent du fait de la présence
parmi elles de quelques porteurs de bacilles de Löffler, on les a exposé à un danger manifeste de contagion.

C'est ainsi, par exemple, que R. Martial, Cathala et
Bretton dans une « Etude d'une épidémie importante
de porteurs de germes de diphtérie » ont considéré
comme porteurs, les hommes dont les mucosités pha-
ryngiennes ensemencées, ont donné des cultures de
bacilles diphtériques longs ou de formes moyennes,
ou de formes courtes, ces dernières en cultures nombreuses (entre 10 et 20 colonies après 18 à 24 heures
d'étuve »).

L'épidémie a sévi au N° génie.

Les compagnies K1, K2 et K3 arrivées successive-
ment le 17 mars, le 17 avril et le 3 juin 1916 donnent, au moment de l'arrivée :

La première .... 57 porteurs sur 197 hommes.
La deuxième ...... 76 — 196 —
La troisième ...... 61 — 191 —

Presque tous étaient porteurs de bacilles courts. On
a isolé ainsi d'emblée plus de un quart de l'effectif.
Un certain nombre de ces hommes furent plus tard
atteints de diphtérie, et 3 succombèrent.

Dans les milieux infectés, les porteurs de germes
diphtériques (bacilles de Löffler), contrairement à ce
qu'on observe pour les porteurs sains de méningoco-

ques, sont toujours en très petit nombre : un ou deux parfois. Ce sont souvent des sujets ayant été atteints d'angine pseudo-membraneuse, et c'est exclusivement contre eux que doit être dirigée l'action sanitaire. L'exemple de la manifestation épidémique d'une des casernes d'artillerie de A... peut-être donné comme démonstration pour montrer que dans la prévention de la diphtérie, il n'y a pas lieu de tenir compte des bacilles pseudo-diphtériques.

Le 23 septembre le soldat M est atteint de diphtérie.

Le 24 septembre le soldat B est atteint de diphtérie.

Le 27 octobre, deux autres soldats sont atteints de diphtérie.

L'enquête étiologique fait reconnaître que M et B sont rentrés au dépôt le 22 octobre, le médecin de l'hôpital n'ayant pas tenu compte de l'examen bactériologique, et les ayant considérés comme atteints d'angine pseudo-membraneuse non diphtérique. L'ensemencement du mucus pharyngé de ces deux hommes permet de reconnaître de nombreuses colonies de bacilles diphtériques, dont l'ensemencement en bouillon Martin, donne une toxine active au 1/10 de centimètre cube.

M et B sont isolés à l'hôpital.

12 novembre, apparition de 2 nouveaux cas de diphtérie dans la caserne.

13 décembre, apparition de 2 autres cas.

18   —   —   3   —
19   —   —   1   —
21   —   —   1   —

24 décembre, apparition de 1 autre cas.

25 — — 2 —

1 janvier — 1 —

M et B sont revenus au dépôt dans la première semaine de décembre.

Un premier examen de leur mucus pharyngé pra-
tiqué le 16 décembre est négatif. Mais le 21 décembre
chez l'un, et le 24 chez l'autre, on trouve des bacilles
diphtériques dans la gorge.

Ainsi par deux fois l'isolement de ces deux porteurs
de germes convalescents de diphtérie a suffi pour
arrêter une épidémie sévissant dans un dépôt, et par
deux fois aussi leur réintégration au corps a ramené
la contagion parmi leurs camarades : un nombre relativement élevé de ceux-ci avaient des bacilles pseudo-
diphtériques dans leur gorge, et aucune mesure n'a
été prise à leur égard.

Le petit nombre de porteurs de germes, et la longue persistance des bacilles dans la gorge nous permet en quelque sorte de prévoir les caractéristiques
épidémiologiques de la diphtérie· Elle nous explique
la longue durée des épidémies, leur localisation dans
un endroit déterminé (or, pendant que la diphtérie
sévissait dans le dépôt d'artillerie de A..., les autres
casernes de la ville restaient complètement indemnes),
elle nous explique encore pourquoi dans la plupart
des cas la maladie n'atteint qu'un petit nombre d'individus à la fois, frappant ses victimes les unes après
les autres.. C'est là, comme le rappelle Bretonneau,
un caractère qui avait été déjà indiqué par Marteau

de Granvilliers, dans son traité des maux de gorge gangréneux. « Cette maladie ne ressemble pas aux autres maladies épidémiques qui frappent souvent un grand nombre de personnes et passent comme un orage. Elle attaque en détail, et c'est en cela qu'elle est plus perfide... Ici la multitude des malades ne frappe pas, et cependant toute une habitation se ruine insensiblement et se dépeuple. ».

CONCLUSIONS

I

On désigne sous le nom de bacille pseudo-diphtérique deux espèces bactériennes : le bacille de Hoffmann (bacille pseudo-diphtérique proprement dit) et le bacillus cutis communis.

II

Ces bactéries sont complètement distinctes du bacille diphtérique, dont elles peuvent être différenciées par l'épreuve de Pfeiffer et par l'épreuve des sucres.

III

Le bacille pseudo-diptérique est un saprophyte qu'on isole souvent dans la gorge, sur la peau et les muqueuses des personnes saines, et qu'on peut trouver associé au bacille de Klebs-Löffler dans les angines diphtériques.

IV

Incapable d'accession à la virulence, il n'a aucun rôle dans la genèse de la diphtérie.

Les personnes, chez lesquelles on le trouve dans la gorge, ne doivent pas être considérées comme étant porteurs de germes, et les isoler avec celles qui sont porteurs de bacilles de Klebs-Löffler serait les exposer à un danger manifeste de contagion.

INDEX BIBLIOGRAPHIQUE

Beaton, Ford Gaiger and W. Pakes. — The value of Neisser's stain in the diagnosis of diphtheria. *Brit. Med. Journ.*, 1901, n° 2125.

Beck. — Bactériologie et étiologie des bacilles diphtériques. *Zeitschr. f. Hyg.*, 1890, VIII, u. 434.

Cathoire. — Bacilles diphtériques vrais et faux, dans la prophylaxie des épidémies par la recherche des porteurs sains. *Revue d'Hyg.*, 1911.

Cobbett. — The results of 950 bacteriological examinations of diphtheria bacilli during an outbrok of diphtheria at Cambridge and Chesterton. *Journ. of Hyg.*, 1901, n° 4, p. 235.

Costa et Troisier. — *Revue d'Hyg.*, 1918.

Escherich. — Bacilles pseudo-diphtériques et de Löffler. *Berlin. Klein. Worchen.*, 1893, p. 492, 520, 549.

Lesieur. — Thèse de Lyon, 1901.

Löffler. — Dritter Congress. f. inn. *Med. Berlin. Klin. Wochen.*, 1884, p. 333.

Martin. — Prophylaxie pratique de la diphtérie. *Bull. de la Soc. de Méd. publique et d'Hyg. professionnelle*, 1889.

Martin. — Production de la toxine diphtérique. *Annales Institut Pasteur*, 1897, p. 26.

Martin et Loiseau. — Comptes rendus de la Société
de Biologie, 1911.

Park. — Étude clinique et bactériologique de la diphtérie. *New-York med. journ.*, july 3o and august
6. 1892.

Roux et Yersin. — Contribution à l'étude de la diphtérie. *Annales Inst. Past.*, 1888, p. 629; 1889, p.
273; 1890, p. 385.

Rousset et Job. — *Revue de médecine*, 1905.

Schabad. — Bactériologie et diagnostic différentiel des
bacilles diphtériques. *Farhrb. f. Kinderheilk*, LIV,
p. 381.

Spronck. — Le diagnostic bact. de la diphtérie. *Semaine méd.*, 1897.

Sevestre et Martin. — Traité des maladies de l'en-
fance, 1897, I^e, p. 516.

Ustvedt. — Diagnostic différentiel des bacilles pseudo-
diphtériques. *Norsk. Magz. f. Lægesidensk*, 1889
XIV, p. 681.

Veillon. — La diphtérie. *Semaine médicale*, 1893,
p. 436.

Klebs. — La diphtérie. 2 *Congress. f. inn. Med. II
Ablh. Wiesbaden*, 1883, p. 143; *Corre p. Bl. f.
Schweiz. Artz.*, p. 375.